AF395330

RAPPORT

ADRESSÉ

AUX MEMBRES DE LA COMMISSION D'HYGIÈNE DE JOIGNY

RELATIVEMENT

A l'Epidémie de Fièvres typhoïdes de Saint-Julien-du-Sault

PENDANT LES ANNÉES 1886 ET 1887

PAR

Le Dr RENARD

Ancien Externe des Hôpitaux
Médecin de l'épidémie cholérique de 1884

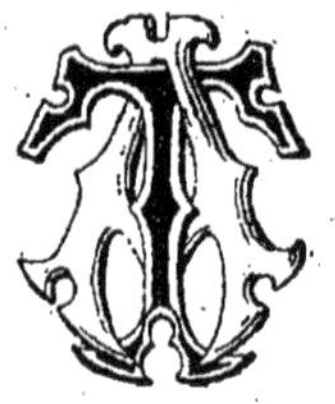

JOIGNY

TYPOGRAPHIE ET LITHOGRAPHIE A. TISSIER

PLACE DE LA MADELEINE

—

1887

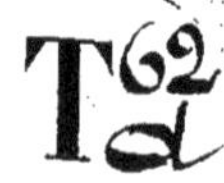

L'ÉPIDÉMIE

DE

FIÈVRES TYPHOIDES

A SAINT-JULIEN-DU-SAULT

Pendant les années 1886 et 1887

Depuis le mois de novembre 1886 jusqu'à ce moment, nous avons eu, à Saint-Julien, une série de fièvres typhoïdes ; et toutes ces fièvres typhoïdes ont sévi dans le même quartier.

Aussi, en présence de ces cas multiples, tous localisés dans le même endroit, alors qu'aucun autre ne sévissait dans la ville, notre attention a été éveillée, et nous nous sommes demandé quelle pouvait bien être la cause de cette localisation de l'épidémie.

Nous avons donc prié M. Coste, maire de Saint-Julien, de bien vouloir avertir l'autorité pour provoquer une enquête ; et c'est là le but de votre commission. Nous avons donc cru, Messieurs, qu'il était de notre devoir de vous apporter des faits et de vous décrire les milieux dans lesquels sévit l'affection, pour qu'alors vous puissiez librement poursuivre votre enquête.

Saint-Julien est une ville d'environ 2,000 âmes avec ses hameaux ; ancienne ville fortifiée, à maisons agglomérées et qui, malgré le faubourg de la Croix, les rues Notre-Dame, la Fontaine, ses promenades et ses places, compte encore beaucoup de ruelles étroites et de cours renfermées.

La ville est située au fond d'une vallée, à l'abri des vents du nord et du sud ; le vent de l'ouest prédomine. Elle s'étend de l'ouest à l'est ; elle est traversée par un ruisseau, l'Oc, ruisseau qui prend sa source à 4 kilomètres environ au-dessus de Saint-Julien, traverse la vallée de Verlin, Saint-Julien, mesure alors environ 1 m. 50 de largeur sur peu de profondeur, et va se jeter dans l'Yonne en face de Villevallier.

Jusqu'à son arrivée à Saint-Julien, ce ruisseau alimente des moulins et arrose la vallée.

Ici un fait important à noter. D'après une clause et un droit acquis, à ce qu'il paraît, les propriétaires qui possèdent des prés dans la vallée de Verlin font couler l'eau dans leurs prés deux fois par an. Depuis le 1er avril, ils ont droit à 10 pieds d'eau ; c'est-à-dire que pendant dix dimanches ils détournent le cours du ruisseau pour arroser leurs prés.

Ainsi, à partir du samedi matin 8 heures, jusqu'au lundi matin, le ruisseau, depuis Verlin jusqu'à Saint-Julien, inonde la vallée, et alors se trouve à sec dans Saint-Julien pendant tout ce temps ; et cela, remarquez-le, 10 dimanches de suite au commencement du printemps.

Au mois de juillet, c'est-à-dire après les récoltes, les propriétaires ont encore droit à 4 prises d'eau ; donc, encore à nouveau, pendant la période estivale, l'eau cesse de couler dans le ruisseau du samedi au lundi, et cela 4 dimanches de suite.

Voilà un premier fait qui, pour nous, semble bien important : à 14 reprises différentes (10 au printemps et 4 en été) l'eau ne coule plus dans le ruisseau, et par le fait ce ruisseau est à sec, et cela sur un parcours de plus d'un kilomètre.

Suivons son parcours : à son entrée à Saint-Julien, il se divise; une partie continue son trajet à travers les jardins et l'autre est détournée pour prendre un niveau plus élevé, afin d'avoir la pente voulue pour pouvoir être utilisée par les différentes usines de la ville.

Ce branchement traverse alors la tannerie de Saint-Julien.

Ici second fait très important.

Nous ne parlerons pas de l'usage de l'eau comme moteur. Nous voulons parler ici de son usage dans la partie de l'usine qu'on nomme la *Vacherie.*

Ici, l'eau est employée sous différentes formes que nous ne voulons narrer, au nettoyage et au lavage des peaux. Les débris animaux qu'elle entraîne sont reçus dans un bassin où, en passant, elle dépose une partie de ses matières ;

puis, sortie de ce premier et unique bassin, elle retourne tomber au ruisseau.

Dans la tannerie, une partie de l'eau est donc employée dans la Vacherie ; l'autre suit son cours, est utilisée alors simplement comme moteur, et dans cette usine et dans la fabrique de boutons, puis fait encore mouvoir un moulin et retombe dans le ruisseau. Nous ne nous occuperons pas de cette partie. Cependant, nous devons vous dire que, sur cette branche du ruisseau, sont installées des fosses d'aisances, et les matières tombent directement dans le cours d'eau.

Mais celle qui doit attirer notre attention, c'est la partie qui est utilisée dans la Vacherie.

Nous avons donc dit que cette eau, une fois sortie de cet endroit qu'on nomme la Vacherie, traversait un bassin où elle dépose une partie des débris qu'elle véhicule, puis retombait au ruisseau.

Tout cela se passe à l'entrée de la ville. Le ruisseau, après avoir reçu cette eau, suit son parcours, coule entre les maisons et arrive ensuite au lavoir qui, lui, est alimenté par des sources, en reçoit les eaux, ici s'élargit pour former un abreuvoir, puis se divise à nouveau : une partie coule dans les prés, l'autre suit entre les maisons et arrive à un moulin, le Moulin de la Ville.

Ici encore un fait intéressant.

Ce moulin, cette année, a chômé, et par suite de ce chômage n'a pas marché. Alors le propriétaire levait ses vannes et laissait l'eau retourner au premier ruisseau. Mais au-dessous du moulin, ce ruisseau détourné suit pendant 200 mètres son parcours au milieu d'habitations et revient tomber dans le vrai ruisseau au sortir de Saint-Julien.

Donc, par le fait que le moulin ne tournait pas, l'eau ne coulant pas, nous avions là une vase de 0^m25 à 0^m30, peut-être plus, qui était directement exposée à l'air, sur un parcours d'environ 200 mètres, et cela en pleine saison d'été.

Ajoutons encore qu'à cet endroit tombe un égout qui suit les fossés et reçoit les immondices de ce quartier bas de la ville.

En suivant son cours, le ruisseau alimente ensuite, mais en dehors de Saint-Julien, un moulin à tan, deux autres moulins, et va se jeter dans l'Yonne en face de Villevallier.

Voilà donc un ruisseau qui, malgré ce réservoir de la Vacherie, entraîne avec lui une quantité considérable de matières animales (poils, débris épithéliaux, etc.), qui traverse dans son petit trajet 5 usines, par conséquent coule lentement de par les biefs qui sont faits dans chaque usine pour retenir ses eaux, et qui, par le fait de la lenteur de son cours, dépose dans son parcours une quantité considérable de matières organiques et forme une vase animale.

Et si nous nous rappelons qu'à 14 reprises différentes l'eau cesse de couler dans ce cloaque, et cela pendant les mois d'avril, mai, juin, juillet et août, nous voyons que toute cette vase, tous ces débris organiques, toutes ces matières animales, toutes ces déjections sont directement exposés au rayonnement solaire, et ce rayonnement dure plus de 48 heures en pleine période estivale.

Et alors, de par le fait de la sécheresse, les miasmes se

dégagent et se diffusent dans l'air ; l'atmosphère s'imprègne de ces miasmes, se répand sur la ville et nous crée un milieu très favorable pour l'éclosion d'une épidémie.

Comme vous le voyez, il était très important que nous vous fassions la description détaillée de ce ruisseau.

Une autre question non moins importante et qui se rattache intimement à l'étiologie de la fièvre typhoïde, est la question des eaux.

La ville est alimentée par l'eau de puits ; elle possède plusieurs puits. Le terrain de Saint-Julien est un terrain poreux, léger, un terrain d'alluvion ; on creuse, on arrive facilement à la nappe d'eau. La nappe d'eau souterraine n'est donc pas profonde.

Mais en parlant des puits, nous ne pouvons oublier une autre question, celle des fosses d'aisances. Nous avons des fosses d'aisances non étanches, par conséquent qui ne retiennent pas le liquide, et à côté de ces fosses d'aisances nous avons des puits.

Ainsi, pour citer deux exemples frappants :

Dans la rue Notre-Dame existe un puits ; ce puits n'est pas éloigné de plus de deux mètres d'une fosse d'aisances.

Sur la place de l'Hôtel-de-Ville, le puits qui alimente tout le quartier (et nous vous ferons remarquer que c'est surtout de l'eau de ce puits que buvaient les malades qui ont été atteints de fièvre typhoïde, — tous ont bu de cette eau), ce puits, disons-nous, est entouré partout de fosses non étanches.

Nous buvons donc à Saint-Julien de l'eau de puits. Or, il est une question qui prime dans l'étude de l'étiologie de la fièvre typhoïde, c'est la question des eaux.

Nous prierons donc la Commission de bien vouloir demander que l'on fît l'analyse biologique et chimique de l'eau de certains puits de Saint-Julien.

Donc, la Commission se trouve saisie jusqu'ici de deux questions importantes à mon sens : celle du ruisseau qui forme un milieu miasmatique et peut créer un milieu typhogène, — et celle des puits dont les eaux peuvent être contaminées.

Ici, nous ne voulons point faire de théorie. Nous ne chercherons pas à savoir si le germe typhogène s'est développé dans le milieu miasmatique dans lequel nous vivons (milieu qui est dû aux décompositions de matières animales qui vicient l'air), ou si l'agent contagieux a été importé par les eaux.

Là n'est pas notre but aujourd'hui.

Pour traiter cette question d'étiologie, il nous faut une étude plus approfondie et surtout de nouveaux matériaux, c'est-à-dire des analyses. Mais à quelque théorie que l'on se rapporte, soit que l'on cherche l'agent typhogène dans un principe infectieux miasmatique, soit qu'on le cherche dans un contage provenant des eaux ou autres milieux, il est un fait certain, un fait indéniable, c'est qu'une fois développé, nous avons un milieu excessivement favorable à son évolution.

Abordons maintenant les faits qui ont provoqué ce travail.

Après avoir consulté M. le docteur Coste, qui exerçait avant nous à Saint-Julien depuis près de vingt-cinq ans, nous avons appris qu'à Saint-Julien il n'y avait jamais eu d'épidémie de fièvre typhoïde, sauf en 1880. Or, notre honorable confrère a eu cinq cas à soigner. Mais le premier cas venait de l'extérieur ; c'était une femme qui, allant soigner son père à Véron, l'avait importée. Cependant, remarquez que les quatre autres cas ont été constatés toujours dans le même quartier.

En 1881, M. le docteur Coste a eu à lutter contre une épidémie de variole, épidémie qui était venue, elle aussi, de l'extérieur, de Nogent-sur-Marne ; elle a duré du mois de juin jusqu'à la fin de septembre. Il y a eu sept décès.

Si nous parlons de cette épidémie, c'est que nous savons qu'il pourrait y avoir un rapport étroit entre l'intensité de cette maladie virulente et contagieuse et le milieu ambiant.

Mais revenons à nos observations personnelles.

Nous arrivons à Saint-Julien au mois d'avril 1885. Le 15 du même mois, nous sommes appelé à donner nos soins à un enfant d'une dizaine d'années.

Nous n'hésitons pas à porter le diagnostic de fièvre typhoïde. Nouvel arrivé, nous nous informons s'il n'y avait pas d'autres cas. On n'en avait pas vu dans le quartier, on ne parlait pas d'autres. Après avoir fait prendre à la famille tous les soins possibles pour détruire les matières fécales, nous n'avons pas eu d'autres cas.

Ce seul cas en 1885 était dans la rue de l'Hôtel-Dieu.

Ici, nous allons essayer de vous donner le plan de la ville et celui du quartier de l'épidémie, afin que vous puissiez bien vous rendre compte et du parcours du ruisseau et de la disposition du foyer d'infection.

Du 28 novembre 1886 jusqu'à aujourd'hui, nous comptons 14 cas de fièvres typhoïdes.

Le premier débute rue de l'Hôtel-Dieu, chez un enfant de deux ans. — Dix jours après, nous constatons un nouveau cas chez une petite fille de dix ans, dans la même rue, la maison en face du premier atteint.

Ensuite, la maladie descend aux bords du ruisseau, sur le chemin des fossés ; là se trouvent pris successivement, d'abord un jeune homme de vingt ans, puis sa mère, âgée de trente-huit ans. Une parente qui avait soigné les premiers est prise à son tour, à son domicile, rue du Pavillon. L'enfant de cette dernière, âgé de quatorze ans, prend ensuite la maladie. L'affection continue à sévir dans ce quartier.

Un enfant de onze ans, demeurant dans la même ruelle, est pris à son tour. La maladie revient ensuite rue de l'Hôtel-Dieu, où elle nous enlève la jeune dame d'un de nos amis. Toujours dans la même rue, elle sévit chez un jeune homme de vingt ans ; redescend vers le ruisseau, au Moulin de la Ville, où un enfant de quinze ans est atteint. Mais ici, nous avons eu plutôt une typhoïdette qu'une fièvre typhoïde. Elle continue à sévir sur le ruisseau, où une femme de trente-huit ans est enlevée au treizième jour par une fièvre à forme ataxo-adynamique. Elle se cantonne toujours dans le quartier, frappe une petite fille de huit ans, et enfin, en ce moment, nous donnons encore nos soins à une jeune femme de trente-sept ans, dans la maison voisine de la dernière.

Nos confrères, les docteurs Bazot père et fils, ont eu de leur côté à soigner une jeune fille de vingt-un ans, toujours dans la rue de l'Hôtel-Dieu.

En somme, nous avons eu en moins d'une année quatorze

cas de fièvres typhoïdes, légitimes et dûment constatés par nos confrères.

Ainsi, dans notre ville de Saint-Julien, nous avons donc là certainement un foyer typhogène. Car si l'on examine les faits, si l'on veut bien se rendre compte que, dans une ville de 2,000 habitants, c'est un seul quartier qui se trouve infesté, que depuis près d'une année les cas de fièvres typhoïdes se succèdent en se cantonnant dans le même endroit, il est là une notion de temps et de lieu qui frappe l'esprit de celui qui veut observer ces faits.

D'autre part, si l'on examine la topographie de Saint-Julien, nous voyons que ces cas multiples sévissent dans le quartier bas de la ville, dans ce que nous appellerons la ville basse. Car c'est là, remarquez bien, que tombent toutes les eaux de la ville depuis la porte Dutheau. Ces eaux descendent par la rue Notre-Dame, la place Dufour, la rue de la Fontaine, la rue de l'Hôtel-Dieu, la rue du Cimetière, pour tomber dans cet égout qui part de la porte de la Fontaine pour suivre les fossés et se jeter au ruisseau, au-dessous du Moulin de la Ville. Et, si nous examinons le quartier de l'épidémie, nous pouvons dire qu'elle sévit dans un triangle qui a pour sommet l'église, un côté la rue de l'Hôtel-Dieu, l'autre côté le chemin des Fossés, et pour base la partie du ruisseau qui s'étend du lavoir jusqu'à sa sortie de la ville, et cette partie du ruisseau est parallèle à l'égout.

Faut-il ajouter que dans ce quartier on trouve des ruelles étroites, mal aérées, avec fumier sur rue — maisons agglomérées, entassées, cours étroites où l'air ne peut circuler.

Donc, peu d'air et air vicié par des émanations putrides.

Enfin, il faut dire aussi qu'au milieu du quartier d'épidémie nous avons la maison d'école des garçons. Comme on peut le voir sur le plan, la maison d'école est située entre la rue de l'Hôtel-Dieu, la rue du Cimetière et la rue du Saint-Esprit, et, par derrière, elle est bordée par l'égout qui suit les fossés. En outre, sous la maison traverse un autre égout qui reçoit toutes les eaux de ce quartier, celles de la rue Saint-Antoine, de la rue de l'Hôtel-Dieu et de la place de l'Hôtel-de-Ville.

Nous savons bien que la maison d'école des garçons doit être transportée sur les promenades, mais comme on doit installer dans les mêmes bâtiments la maison d'école des jeunes filles, il faut que l'autorité locale soit avertie et persuadée du danger que peuvent courir des enfants renfermés dans ce quartier malsain, et prenne les moyens pour l'assainir.

Tels sont les faits, Messieurs, que nous soumettons à votre appréciation. Pour nous, nous ne voulons aujourd'hui faire aucune proposition. C'est à la Commission à provoquer une enquête. Ce à quoi nous tenions, c'était d'éclairer ses membres et de leur faire savoir :

1º Depuis un an, une épidémie de fièvres typhoïdes sévit à Saint-Julien-du-Sault ;

2º Il existe un foyer d'épidémie qui, jusqu'ici, reste cantonné dans un quartier ;

3º Le ruisseau, dont l'eau est polluée par des matières organiques, dépose une vase qui se trouve exposée au rayonnement solaire pendant plus de quarante-huit heures, et cela aux époques les plus dangereuses de l'année ;

4° Il se forme ainsi un milieu miasmatique excessivement propre à l'évolution d'une épidémie ;

5° La ville de Saint-Julien est alimentée par l'eau de puits, dont l'analyse seule peut donner la qualité ;

6° Enfin, il existe des fosses d'aisances non étanches, qui peuvent être dangereuses en contaminant les puits.

Telles sont, Messieurs les membres de la Commission, les conclusions que nous pouvons formuler aujourd'hui ; heureux si, ayant conscience d'avoir fait œuvre utile à nos concitoyens, nous pouvons attirer l'attention des pouvoirs publics sur un état de choses qui nous paraît dangereux et préjudiciable à la santé des habitants.

Car nous savons parfaitement bien qu'avec des maladies aussi terribles que celles dont nous parlons dans ce rapport, c'est l'hygiène, l'hygiène seule qui peut et doit en être maîtresse. Et, comme le dit M. Guéneau de Mussy, « la fièvre typhoïde est fille de l'encombrement et de la malpropreté. »

D'autre part, comme nous avons pu le constater, alors que nous étions médecin de l'épidémie cholérique en 1884,

si nous avons pù lutter avantageusement contre ce terrible
fléau qu'on nomme le choléra, eh bien! passez-moi l'ex-
pression, c'est à coups d'hygiène.

Par conséquent, nous terminerons en disant à l'autorité
locale, et c'est notre dernier mot : Assainissez, assainissez
le plus possible.

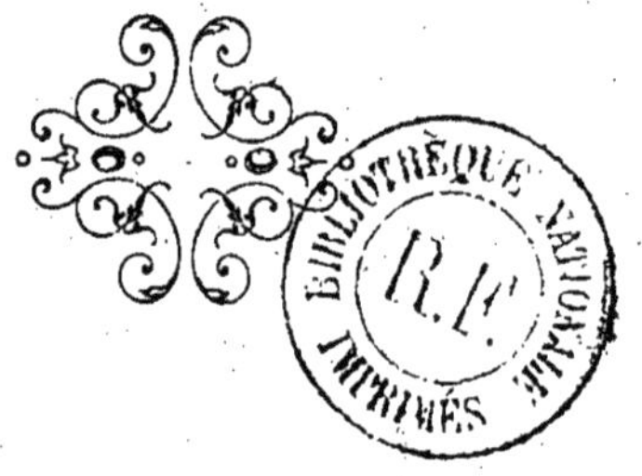

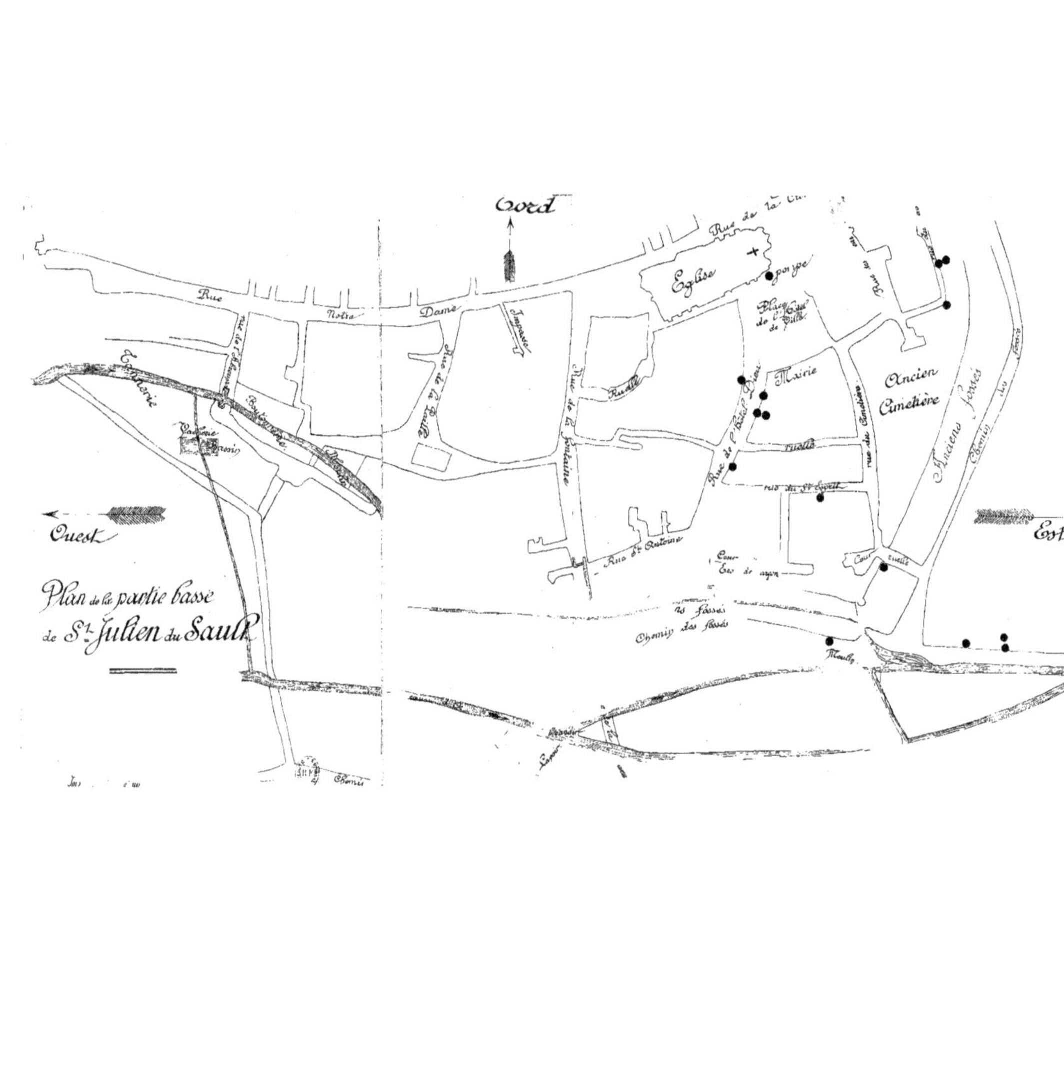

Nord
Ouest
Est
Plan de la partie basse
de St Julien du Sault
Rue
Notre Dame
Impasse
Église
pompe
Place de l'Hôtel de Ville
Mairie
Ancien Cimetière
Anciens Fossés
Chemin des Fossés
Rue de la Fontaine
Ruelle
Rue de l'Hôtel Dieu
Ruelle
rue du St Esprit
rue du Cimetière
Rue de Batoine
Cour Eau de rapar
les Fossés
Chemin des Fossés
Cour ruelle
Moulin
Épinerie
Vallée
Boulangerie

www.ingramcontent.com/pod-product-compliance
Ingram Content Group UK Ltd.
Pitfield, Milton Keynes, MK11 3LW, UK
UKHW021051120726
13693UKWH00006B/2567